8° Z
LE SENNE
6555

EAUX FERRUGINEUSES

DE PASSY.

NANCY, IMPRIMERIE DE RAYBOIS ET Cie.

ESSAI
SUR L'ACTION THÉRAPEUTIQUE
DES
EAUX FERRUGINEUSES
DE PASSY,

PAR M. CHENU,

DOCTEUR EN MÉDECINE, CHIRURGIEN AIDE-MAJOR AU CORPS DES SAPEURS-POMPIERS
DE LA VILLE DE PARIS.

AVEC DES NOTES,
PAR M. ISID. BOURDON,

Membre de l'Académie royale de médecine et de la Commission permanente
des Eaux minérales du royaume.

DEUXIÈME ÉDITION.

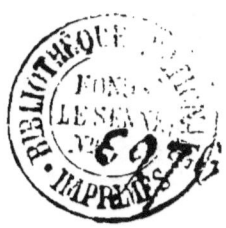

PARIS,

FORTIN, MASSON ET Cie, || BROCKHAUS ET AVENARIUS,
1, place de l'École de Médecine. || 60, rue Richelieu.

J.-B. BAILLIÈRE, LIBRAIRE,
13 bis, rue de l'École de Médecine;

MÊME MAISON, à Londres, 219, Régent street.

1841.

ESSAI

SUR L'ACTION THÉRAPEUTIQUE

DES

EAUX FERRUGINEUSES

DE PASSY.

La profusion (1) avec laquelle la Providence a répandu les sources ferrugineuses autour de

---

(1) On sait qu'il n'y a pas de pays en Europe qui ne fournisse des eaux minérales; mais dans le nombre il s'en trouve de plus favorisés que d'autres : la France

nous, semblerait indiquer l'emploi fréquent qu'on en doit faire et le grand nombre d'affections qu'elles sont appelées à guérir. On trouve souvent les sources de cette nature aux portes des grandes villes, comme si elles étaient placées là à l'exemple de ces plantes salutaires qu'on remarque toujours auprès du poison dont elles doivent neutraliser l'effet (1). Elles

---

paraît surtout avoir été privilégiée à cet égard, et Paris n'a qu'à se louer de la répartition qui en a été faite ; il semble, par l'efficacité de celles que cette ville possède ou du moins qui se rencontrent près de ses murs (*Passy*, *Enghien*), que la nature ait voulu établir une compensation des maladies qui affligent les habitants ; qu'elle se soit plu, en un mot, à placer le remède à côté du mal. (*Topographie médicale de Paris.*)

(1) Beaucoup de villes étant bâties sur les bords d'un fleuve ou d'une rivière dont le cours se dirige

différent en cela des autres eaux minérales, qui sont en quelque sorte groupées dans certaines localités privilégiées.

Il ne s'agit pas ici de faire la réputation des eaux de Passy (1); depuis longtemps une

---

souvent de l'est à l'ouest, sont abritées au nord et quelquefois au couchant par des monts ou collines secondaires justement de la nature de celles d'où sortent les sources simples ou ferrugineuses. Souvent aussi dans le voisinage de ces sources et sur un des points de la colline qui les produit, on trouve des bois, une forêt. Cela est vrai pour Forges, pour Bagnoles, et pour cent autres sources, comme pour celles de Passy. J'ai montré à l'article Eaux d'Evaux (voyez Guide aux eaux minérales de France et d'Allemagne), l'espèce d'harmonie providentielle qui existe entre certaines sources situées près d'une montagne et d'une forêt, et les maux causés ou accrus par les lieux mêmes où l'on trouve ces eaux. Isid. Bourdon.

(1) Il est vrai que les éloges exagérés qu'elles ont

juste célébrité leur est acquise. Je me propose seulement de rappeler leurs propriétés à l'at-

---

reçus de quelques médecins, et les cures miraculeuses qu'on attribuait à quelques-unes (il est ici question des eaux minérales en général), tout en blâmant à outrance celles qui pourtant avaient les mêmes vertus et sur les débris desquelles on cherchait à s'élever, ont dû inspirer une juste méfiance, et ont pu porter quelques médecins à des excès contraires ; mais en voyant tous les jours les effets salutaires que l'art sait retirer de certaines substances minérales dont on a imprégné l'eau qui ne sert ici que de véhicule, pensera-t-on que les eaux minérales ne jouissent d'autres propriétés que de celles qui sont départies à l'eau commune, ou bien réduira-t-on, comme l'ont fait quelques-uns, tous leurs effets aux bienfaits du voyage ? Si l'éloignement des lieux témoins habituels de la douleur, les charmes d'un beau site, le changement d'air, de régime, d'occupations, apportent un soulagement marqué dans un grand nombre de maladies, et secondent puissamment l'efficacité des remèdes, l'aveuglement tention des médecins, pour prouver jusqu'où l'influence de la mode se fait sentir, et combien on montre souvent d'indifférence pour les meilleures choses dont la jouissance ne coûte aucune peine.

En effet, le grand défaut de ces sources est de se trouver trop facilement à la portée de ceux qui doivent en faire usage. Madame de Sévigné, frappée de cette vérité, disait qu'un malade allait à Vals parce qu'il habitait Paris, et l'autre à Forges parce qu'il était à Vals. Tant il est vrai que, jusqu'à ces pauvres fontaines, nul n'est prophète dans son pays (1) !

---

ou la présomption pourrait seule faire croire qu'ils les remplacent constamment avec succès. Lachaise.

(1) Cette remarque est fort judicieuse, mais il faut tenir compte aussi de la circonstance que voici :

Cette observation est bien applicable ici. On a, il est vrai, négligé de proclamer l'importance de ces eaux; on n'a pas, pour les faire connaître, répandu de nombreux prospectus, exagéré leurs vertus, assuré, comme d'une infinité d'autres sources en vogue, qu'elles guérissent toutes les maladies, et sont, en un mot, une panacée universelle. Loin de là, et avec raison, on a restreint

---

quelque fois on va aux eaux pour des maux cachés ou pour des motifs secrets qu'on serait bien fâché de divulguer au voisinage des lieux qu'on habite. Ce n'est donc pas toujours par inconstance ou par un injuste dédain qu'on va chercher dans les Vosges, en Auvergne ou dans les Pyrénées, un remède qu'on trouverait aussi bon ou meilleur à sa porte; c'est aussi par prudence et par discrétion. Ces eaux ont de l'écho, ne fût-ce qu'en raison des bois ou des collines qui les dominent. Isid. Bourdon.

leur pouvoir aux seuls maux qu'elles guérissent et qui, pour la plupart, ne sont dus qu'à l'habitation des grandes villes et à des écarts hygiéniques. Faut-il dire que ces eaux opèrent des miracles pour qu'on leur accorde la confiance qu'elles méritent à tant de titres? Cela est malheureusement vrai, aussi ne sont-elles pas appréciées à leur juste valeur. Il serait donc à désirer que les médecins en connussent mieux les propriétés (1), ils en con-

---

(1) Ce sont les fabricants d'eaux artificielles qui causent le plus de préjudice aux eaux naturelles de Passy (et souvent aux malades). Pour un peu de gaz qu'ils y ajoutent, ils rendent ces eaux méconnaissables, tout en médisant comme de raison des sources naturelles que leur fabrication même a discréditées. La chimie de la nature vaut encore mieux que la chimie de nos laboratoires. Isid. BOURDON.

seilleraient sans doute plus souvent l'usage à une foule de malades qui languissent étiolés, et auxquels on administre en vain un nombre prodigieux de pilules ou de préparations ferrugineuses pour lesquelles on voit paraître tous les jours de nouvelles formules, souvent fort originales, mais qui, en définitive, sont tellement au-dessous de l'eau ferrugineuse naturelle, qu'il est impossible d'établir aucune comparaison (1). On ne pourrait donc trop faire connaître les propriétés si évidemment

---

(1) Cela est positif, mais ces pilules ou ces préparations ont sur les eaux de Passy le très-grand avantage de coûter fort cher. On se guérirait avec deux ou trois francs d'eau ferrugineuse; mais fi donc! il est bien plus convenable de s'administrer pour vingt ou trente francs de ces merveilleuses pilules que prônent chaque jour les journaux. Guérir n'est qu'une chose

précieuses de sources qui présentent réunis tous les avantages qu'on va souvent chercher au loin, pour payer à la mode un tribut onéreux et fatigant. Quoique le médecin dirigé par le désir de remplir consciencieusement sa mission ne respecte pas ces caprices de la vogue, il peut bien quelquefois cependant déguiser le but qu'il se propose, si c'est le seul moyen d'obtenir l'obéissance d'un malade; mais il ne doit, dans aucune circonstance, l'exposer légèrement aux chances d'un long voyage. Par la même raison, les médecins qui sont appelés à faire l'histoire médicale des sources, ne doivent pas exagérer les propriétés d'un remède en abusant de la con-

---

secondaire : prendre le remède à la mode, voilà le point essentiel. Isid. Bourdon.

fiance des malades pour plaire à celui qui le possède, ou afin de servir les intérêts de ceux qui l'administrent. Ce moyen d'ailleurs, s'il réussit, n'a qu'un temps : nous en avons mille exemples sous les yeux, et, sans m'écarter du sujet qui m'occupe, je peux assurer que ce qui généralement nuit le plus aux sources thermales, c'est qu'on a trop étendu leur pouvoir, sans indiquer les circonstances particulières qui favorisent ou contrarient leur action. Ce reproche ne me sera pas adressé, car, en faisant l'histoire des eaux de Passy, je ne prétends pas les placer au premier rang parmi les eaux minérales ; je viens seulement réclamer la place qu'elles doivent occuper en thérapeutique. Personne ne contestera en effet que ces eaux constituent la préparation ferrugineuse naturelle qui présente le plus de chances de succès aux malades et aux médecins.

Les sources de Passy sont situées dans un des beaux jardins des environs de Paris, sur la rive droite de la Seine, entre les Champs-Élysées et le bois de Boulogne. On ne peut en faire usage sans prendre un exercice aussi agréable que salutaire. Le bourg de Passy est d'ailleurs en réputation pour l'air qu'on y respire et les points de vue qu'il présente, soit sur les coteaux de Meudon, soit sur les plaines de Vanves et de Grenelle.

L'eau ferrugineuse est fournie par cinq sources, deux dites sources anciennes, et les trois autres connues sous le nom de sources nouvelles.

Il existe bien encore une sixième source, appelée autrefois source Casalbigi, du nom de l'ancien propriétaire; mais elle est peu importante et n'est pas employée aujourd'hui. Cette source a été analysée d'après l'ordre de Sénac, surintendant général des eaux, bains et fontaines du royaume, le 25 avril 1775, par Venel et Bayen, et plus tard par Rouelle et Cadet.

Les sources anciennes et les nouvelles ont été pendant fort longtemps en rivalité; elles appartiennent aujourd'hui au même propriétaire qui laisse à la disposition des buveurs une partie des beaux jardins dans lesquels elles coulent. L'entrée de l'établissement est sur le quai de Passy, n° 24. A droite et à l'extrémité d'une belle avenue se trouvent les sources anciennes; elles sont à trois mètres au-dessous du niveau du sol ; un escalier simple et facile y conduit. Les sources nouvelles sont à cent mètres et à la gauche des premières dont elles sont séparées par une grande allée de maronniers qui sert de promenade aux buveurs. Placées aussi au-dessous du niveau du sol, elles coulent au fond d'un souterrain qui n'a d'effrayant que le nom.

Plusieurs terrasses garnies d'arbres et bien exposées sont encore à la disposition des buveurs. Elles sont assez bien divisées pour que, suivant son goût, on soit seul ou en compagnie. On y trouve un grand pavillon qui sert de retraite aux personnes qui veulent lire les journaux que reçoit l'établissement.

A peu de distance des sources on voit une vaste galerie contenant un grand nombre de jarres dans lesquelles est déposée l'eau minérale qu'on laisse épurer pendant un temps plus ou moins long. Cette opération enlève à l'eau une partie des principes ferrugineux qu'elle contient, et offre tous les degrés d'énergie que peut exiger l'état des malades.

Les sources anciennes ont été découvertes vers 1650 (1). En effet, Geoffroy disait qu'elles

---

(1) Dictionnaire hydrologique de France, Passy.

étaient déjà de son temps connues depuis plus d'un siècle, si l'on ajoute foi à une lettre qui se trouve insérée dans le Journal encyclopédique du mois d'août 1769. Le terrain dans lequel se trouve la fontaine qui les distribue était anciennement une tuilerie, et l'on donnait expressément à cette fontaine le nom général d'eaux salutaires. Le bien qu'elles firent à madame la duchesse de Bourgogne engagea Louis XIV à faire construire, aux dépens du trésor royal, un aqueduc qui servait à l'écoulement des eaux de la source dans la rivière, et qui traverse sous terre le chemin de Versailles (1).

---

(1) En creusant les fondations du quai de Passy, on a retrouvé cet aqueduc le 18 mai de cette année au moment où l'on met cette seconde édition sous presse.

Après la découverte des nouvelles sources les anciennes perdirent leur réputation. On dit que la rivalité des propriétaires en fut l'occasion, et qu'on employa des moyens pour changer la nature de l'eau (1).

---

(1) En 1765, Duclos examina avec soin les eaux de Passy, et au rapport de Buch'oz, « il observa » qu'elles ne contenaient que très-peu de sel vitrioli- » que, peu de particules de fer, mais qu'elles étaient » imprégnées de beaucoup de matières plâtreuses ; il » conclut de là que ces eaux ne devaient avoir que » très-peu de vertus ; elles ont d'abord été abandon- » nées, et il était même très-naturel qu'on négligeât » de les examiner de nouveau ; cependant, M. Lémery » (1700) s'est appliqué à les connaître comme si elles » ne l'avaient jamais été, et il les trouva alors fort » différentes de ce qu'on en avait dit ; en effet, elles » ne se trouvèrent plus plâtreuses, ni au goût, ni par » les expériences chimiques. Il voulut découvrir la » cause de ce changement, et il apprit que quelque

— 16 —

Voici ce qu'on lit à ce sujet dans le *Journal encyclopédique* : « Les sources anciennes avaient seules la confiance publique, mais un incident leur suscita des rivales. Ces eaux, dit-on, étaient affermées à un prix très-modique, tandis que le fermier en tirait un profit si considérable que le propriétaire voulut augmenter le prix du bail ; l'augmentation ne fut pas acceptée par le fermier, et, à l'expiration du temps fixé par l'acte, ces eaux perdirent leur réputation, parce qu'on répandit le bruit qu'elles avaient cessé d'être ferrugineuses. C'est à la même époque que commen-

---

» temps avant les opérations de M. Duclos, on avait
» remué des plâtres à Passy ; ces plâtres avaient pu se
» mêler pour lors avec les eaux, et les altérer pour
» un temps. » *Leçons de Geoffroy au Collége royal.*

ça, ajoute le même journal, la réputation des nouvelles eaux qu'on avait découvertes dans la maison de M. de Lauzun, et qui, depuis, devinrent la propriété de M. l'abbé Le Ragois. Cette rivalité tourna au profit des sources; on y fit les réparations convenables, mais le préjugé a accrédité leur déchéance, et ces pauvres sources, quoique toujours les mêmes, ont cependant perdu de leur célébrité. »

Loin d'y dissoudre artificiellement des sels ferrugineux, comme on l'avait aussi avancé à cette époque de rivalité, il est généralement reconnu que ces eaux sont assez chargées de sulfate acide de fer pour que, dans certains cas, on ne puisse les employer à l'intérieur sans les épurer.

Les sources anciennes et les nouvelles présentent, il est vrai, quelques différences quant à leur composition chimique; et c'est ce qui rend encore ces eaux plus précieuses, en offrant aux médecins des nuances d'énergie qui permettent d'en faire usage sans craindre leurs effets trop prononcés.

M. Planche, qui a fait l'analyse des sources anciennes, a trouvé qu'elles étaient minéralisées par du carbonate de fer. MM. de Lens et Mérat supposent qu'elles ont varié à diverses époques. Duclos, le premier qui les ait examinées, ne les trouva que séléniteuses, et Lémery, qui les analysa ensuite, y reconnut du fer, et il attribua ce changement à des causes accidentelles. Leur réputation paraît avoir suivi les mêmes vicissitudes que leur composition chimique.

Les sources nouvelles, découvertes en 1719 par l'abbé Le Ragois, ont aussi été, pendant un temps, connues sous le nom de sources Bellamy, nom de leur ancien propriétaire. Elles sont, avons-nous dit, peu éloignées des anciennes.

Ces sources réunies sont aujourd'hui la propriété de MM. Delessert qui n'ont rien négligé pour leur entretien, et s'occupent encore en ce moment de nouvelles améliorations.

Les eaux de Passy ont été souvent visitées par toutes nos illustrations médicales. La Faculté de médecine de Paris, consultée sur leur nature et leurs qualités, y envoya, au mois d'avril 1720, une commission nombreuse pour les étudier ; ce qui fit dire que jamais aucune source n'a pu se vanter d'avoir eu à la fois une assemblée aussi savante et d'aussi illustres approbateurs. Après avoir entendu les membres de la commission nommée à cet effet, la Faculté déclara à l'unanimité que ces eaux sont ferrugineuses, jouissent des propriétés médicales des eaux de cette classe, et qu'elles conviennent particulièrement pour combattre la chlorose, la leucorrhée, l'atonie générale, et celle des intestins particulièrement.

Un grand nombre de médecins ont écrit sur les eaux de Passy; je ne connais aucune source qui ait autant fixé l'attention et dont les propriétés aient été constatées d'une manière plus évidente. Faut-il donc que leur grand défaut soit aussi de coûter trop peu pour être à la mode ?

CATALOGUE DES TRAVAUX PUBLIÉS SUR LES EAUX DE PASSY.

1 CRESSÉ (P.). An Forgensium aquarum vires supplere possint Passiacæ? Præs. J. de Bourges. Parisiis, 1657, in-4º.

2 LEGIVRE (P.). Arcanum acidularum, 1632, in-12, cap. VIII.

3 LÉMERY (N.). Examen des eaux de Passy. *Hist. de l'Ac. royale des Sciences de Paris.* 1701, p. 62.

4 Brouzet. Analyse des anciennes eaux min. de Passy, et leur comparaison avec les nouvelles. (*Mém. de l'Ac. royale des Sc., Savants étrangers*, II, 357.)

5. Reneaume. Observations sur de nouvelles eaux minérales de Passy. (*Hist. de l'Ac. royale des Sc. de Paris*, 1720, p. 42.)

6 — Avis important au public sur les anciennes eaux min. de Passy. Paris, 1721, in-4°.

7 Moulin de Marguérie. Traité des eaux min. nouvellement découvertes à Passy. Paris, 1723, 1725, 1728, in-12.

8 Geoffroy (le cadet). Nouvel examen des eaux de Passy, avec une méthode de les imiter, qui sert à faire connaître de quelle manière elles se chargent de leur minéral. *Mém. de l'Ac. royale des Sc. de Paris*, 1724; *hist.*, p. 50; *Mém.*, p. 193.)

9   BOULDUC (fils). Essais d'analyse en général des nouvelles eaux de Passy, etc. *(Mém. de l'Ac. roy. des Sc. de Paris, 1726; hist., p. 30; Mém., p. 306.)* Ce mémoire a été publié in-8°, par extrait.

10—Avis sur les nouvelles eaux minér. de Passy. Paris, 1726, in-8°.

11 GAUTHIER (J.). An, ut in sanandis, sic et in præcavendis plurimis morbis, aquæ novæ minerales Passiacæ? Præs. H. T. Baron. Parisiis, 1733, in-4°.

12 BARON D'HÉNOUVILLE (T.). Sur les eaux minérales en général, et sur celles de Passy en particulier. Paris, 1743.

13—Analyse chimique des eaux min. de Passy. Paris, 1751, in-12.

14 Cantwel (A.). Analyse des nouvelles eaux de Passy. Paris, 1755, in-12 et in-4°.

15 Cadet de Gassicourt. Analyse des eaux min. de Passy. Paris, 1755, in-8°.

16 Venel et Bayen. Examen chimique d'une eau min. nouvellement découverte à Passy, dans la maison de M. et Mme Casalbigi (1755), in-8°. (On en trouve une critique dans l'ancien Journal de méd., juillet 1755, p. 74.)

17 Demachy. Examen phys. et chim. de l'eau min. de M. Casalbigi, comparée aux eaux du même coteau, connues sous le nom de nouvelles eaux min. de Mme Bellamy. Paris, 1755, in-8°.

18 Demachy (J.-F.). Examen chim. des eaux de Passy. Paris, 1756. in-12.

19 — Lettres sur les eaux min. nouvellement décou-

vertes à Passy, dans la maison de M. Casalbigi. (*Ancien Journ. de méd.*, *mai* 1756, *p.* 377.)

20 CADET. Observations de chimie sur l'eau minérale de M. Casalbigi, pour en tirer le bleu appelé communément bleu de Prusse. (*Ancien Journ. de méd., févr.* 1756, *p.* 59.)

21 —Lettre de M.... à M. le prieur de C.. au sujet des eaux min. de Passy. Paris, in-12. (*Publiée aussi dans le Mercure de France, janvier* 1756.)

22 ROUELLE et CADET. Analyse d'une eau minérale de Passy. In-8º, et 1757, in-12.

23 Analyses chimiques des nouvelles eaux minérales, vitrioliques, ferrugineuses, découvertes à Passy dans la maison de Mme Casalbigi, avec les propriétés médicinales de ces mêmes eaux, fondées sur les observations des médecins et chirurgiens les plus célèbres, etc., 1757, in-12. (Ce recueil contient les travaux indiqués ci-dessus, de Venel, Bayen, Rouelle et Cadet.)

24 Rapports des commissaires nommés par la faculté de médecine de Paris, pour se transporter aux nouvelles eaux minérales de Passy, afin d'y constater l'état présent des sources, des réservoirs, etc. Paris, 1759, in-8º.

25 LE VEILLARD. Notes en réponse à la lettre de M.... au prieur de C., sur les eaux de Passy. Paris, 1769, in-8º. (*Insérées aussi dans l'ancien Journal de méd., décembre 1769, sous le titre* : Observations sur l'article Passy, *du Dictionnaire des Gaules.*)

26 — Le même a publié d'autres notes dans le *Mercure de France* (janv. 1756), réimprimées dans le *Journ. encycl.* du 15 août 1769, et auxquelles il a été répondu dans ce dernier journal (novembre 1770, p. 445).

27 MONNET. Traité des eaux minérales. Paris, 1768,

in-12. (P. 175, il donne une analyse des nouvelles eaux de Passy.)

28 RAULIN. Exposition des principes et des propriétés des eaux minérales qu'on distribue au bureau de Paris. Paris, 1775, in-12. (*Voy.* aussi son Traité des eaux min.)

29 PLANCHE. (L.-A.). Notice analytique sur les anciennes eaux minérales de Passy, près de Paris, épurées, prises au bureau de Paris; suivie de quelques observations sur les mêmes eaux et celles de source, faites à différentes époques. (*Journ. gén. de méd.*, *XXV*, 390.)

30 — Du dépôt formé par les anciennes eaux de Passy, à leur source. (*Ibid.*, 417.)

31 DEYEUX. Analyse des nouvelles eaux minérales de Passy. Paris, 1809, in-8°. (On la trouve, p. 281, des Mémoires imprimés, mais non publiés,

de la Société de la faculté de médecine de Paris, in-4°, sous le titre d'*Analyse de l'eau non épurée et de celle épurée de Passy.* Il y en a un extrait, n° 8 du Bull. de pharm. de 1809. *Voy.* aussi dans le *Journ. gén. de méd.*, XLIV, 104, une notice que M. Patissier croit être de Chaussier.)

32 HENRY fils. Recherches analytiques sur l'eau min. de Passy. 1832. *(Journ. de pharm.*, *XVIII*, 409.)

33 EXPILLY. Dictionnaire géographique des Gaules. (Art. *Passy.*)

34 BUCH'OZ. Dictionnaire hydrologique de France. T. I, p. 455 à 485 ; t. II, 306 à 309.

35 GEOFFROY. De aquarum medicatarum Galliæ natura, viribus et usu tractatio.
— De aquis Passiacis veteribus, p. vj.

— De aquis Passiacis recentibus, p. xxxix.

36 ALIBERT. Précis historique sur les eaux minérales les plus usitées en médecine. Paris, 1826, p. 327.

37 PATISSIER. Manuel des eaux minérales de France. Paris, 1813.

38 PATISSIER et BOUTRON-CHARLARD. Manuel des eaux minérales. Paris, 1837, p. 331.

39 CHEVALLIER et RICHARD. Dictionnaire d'histoire naturelle médicale. Paris, 1827, p. 534.

40 DELENS et MÉRAT. Dictionnaire universel de thérapeutique. T. V, p. 212.

41 BOURDON (ISID). Guide aux eaux minérales de France et d'Allemagne. Paris, 1834, p. 248. Une seconde édition de cet ouvrage a été publiée en 1837.

42 Encyclopédie méthodique. Partie médicale. T. XI, p. 435 ; t. V, p. 635.

43 Assegond. Manuel hygiénique et thérapeutique des bains. Paris, 1834, p. 293.

44 Carrère. Catalogue raisonné des ouvrages publiés sur les eaux minérales, p. 308.

45 Bouillon-Lagrange. Essai sur les eaux minérales naturelles. Paris, 1811, p. 303.

46 Rutty (J.). A methodical synopsis of mineral waters. London, 1757. p. 119.

47 Chenu. Essai sur l'action thérapeutique des eaux minérales. 1840, t. I, p. 303 et suiv. ; t. III. Article *Passy*.

48 Osann. Physikalisch-medicinische Darstellung der bekannten Heilquellen der vorzüglichsten Lænder Europa's. Berlin, 1826, p. 323.

49 Julia-Fontenelle. Manuel portatif des eaux minérales les plus utiles en boisson. Paris, 1825, p. 108.

50 Dictionnaire des sciences médicales. T. XXXIX, p. 491.

51 Dictionnaire de médecine de James, traduit par Diderot, T. V, p. 378.

52 Peyrille. Tableau méthodique d'histoire naturelle médicale. Paris, an VII, p. 486.

53 Lachaise. C. Topographie médicale de Paris. Paris 1822. in-8°, p. 68 et suivantes.

54 Niepce. E.-B. De la préparation des eaux minérales ferrugineuses et sulfureuses. Thèse. Paris, 1840. p. 36.

55 Sarret. G.-E. Les caractères des eaux minérales ferrugineuses. Thèse. Paris, 1840, p. 53.

56 Lecognet. C. Quels sont les caractères des eaux ferrugineuses. Thèse. Paris, 1838, p. 40.

57 Simon. Franz. J. die Heilquellen Europa's, mit vorzüglicher berücksichtigung ihrer chemischen Zusammensetzung. Berlin, 1839, p. 182, nos 758, 759, 760, 761.

Nota. La Bibliothèque de méd. de Planque, édit. in-12, t. X, p. 529 à 630, contient, par extraits ou textuellement, les mémoires de Lémery, de Geoffroy, de Boulduc et autres académiciens.

PROPRIÉTÉS PHYSIQUES.

Ces eaux sont fournies par un terrain de sédiment supérieur, sous le calcaire grossier, et viennent probablement des argiles plastiques; elles sont froides, $+ 5° 88$ c., limpides, inodores, légèrement styptiques; elles laissent dans la bouche une saveur métallique, peut-être un peu mêlée d'amertume, sans goût acide prononcé. Leur surface se recouvre promptement à l'air d'une pellicule irisée, et les canaux qu'elles traversent sont enduits d'un dépôt ocreux qui trouble facilement la transparence de l'eau, si quelque corps étranger l'agite. La saveur ferrugineuse de l'eau est plus prononcée quand le temps est orageux. On remarque aussi que les sources ferrugineuses répandent quelquefois, à l'approche des orages, une légère odeur sulfureuse : cela paraît provenir, dit le docteur Bourdon, du grand nombre d'agents qui modifient le fer partout où ils le rencontrent, et font de chaque atome de ce métal comme un foyer perpétuel de combinaisons et d'échanges. On sait d'ailleurs qu'il ne suffit pas à un courant d'eau de traverser des couches ferrugineuses pour se minéraliser; de nombreuses expériences le prouvent, et la formation des eaux minérales, en général, ne s'effectue que sous l'influence de conditions encore peu connues.

La pesanteur spécifique des eaux de Passy est de 1,0046.

PROPRIÉTÉS CHIMIQUES.

La présence assez constante du gaz acide carbonique dans un grand nombre d'eaux ferrugineuses, leur a valu anciennement le nom d'acidules martiales. Presque toutes les analyses d'eaux de cette classe paraissent avoir été mal faites, car elles annoncent plusieurs grains de sel de fer dans un litre d'eau qu'on boit souvent avec plaisir, et jamais avec dégoût, tandis que, d'après les observations de

M. Orfila, un grain seulement de carbonate de fer en solution dans vingt onces d'eau, communiquerait à ce liquide une saveur d'encre très-désagréable.

Traitées par l'infusion de noix de galle, les eaux ferrugineuses donnent un précipité rouge violet, qui passe bientôt au bleu noir. Si l'on emploie le ferro-cyanate de potasse, le dépôt est bleuâtre et d'une couleur d'autant plus foncée que le fer est plus oxydé.

Les eaux minérales de Passy ont été souvent analysées; leur voisinage de Paris a dû nécessairement offrir de fréquentes occasions de les visiter et des facilités pour procéder à leur examen; aussi leur composition chimique est-elle maintenant bien connue. La différence qui existe entre les résultats de l'analyse des anciennes eaux et celle des nouvelles, semble expliquer pourquoi ces eaux n'agissent pas toujours également lorsqu'elles sont administrées dans des circonstances semblables, et confirme les observations sans nombre qui ont été faites depuis bien des années. BOUILLON-LAGRANGE.

ANALYSES FAITES A DIVERSES ÉPOQUES (1).

Analyse des sources anciennes par **M. Planche.**

Eau, 1 pinte.

Sulfate de chaux. . . . . 25 gr. 1/4
Sulfate de magnésie. 6   1/2

---

(1) *Analyse faite par le professeur* **Deyeux.**

Eau, 1 pinte.

Sulfate de chaux...................... 43 gr. 2 m
Sulfate de fer au minimum.............. 17   243

Muriate de magnésie．	3	1,4
Carbonate de chaux et de magnésie．	»	3/4
Muriate de soude．	»	1/2
Matière végéto-animale (proportions variables．)	1	3/4
Oxyde de fer．		traces．

Dépôt à la source.

Carbonate de fer contenant beaucoup d'acide carbonique.

Sulfate de magnésie．．	22	6
Muriate de soude．．	6	60
Sulfate d'alumine et de potasse．．	7	5
Carbonate de fer．．	»	80
Acide carbonique．．	»	20
Matière bitumineuse．．．	quantité	inappréciable．

Bulletin de pharmacie, n° 8. année 1809.

Analyse des sources nouvelles par M. Barruel.

Temp. 3° 1/2 R. — Pesant. spéc. 1,0046.

Eau, 2 livres.

Sulfate de chaux.	86 grains	
Sulfate acidule de fer au minimum d'oxygénation	17	24
Sulfate de magnésie.	22	60
Muriate de soude.	6	66
Sulfate d'alumine et de potasse	7	50
Carbonate de fer.	»	80
Acide carbonique	»	36
Matière bitumineuse.	quant. inappréciable.	

Analyse de l'eau des sources anciennes épurée. M. Barruel.

Eau, 2 livres.

Sulfate de chaux.	38 gr.	80
Sulfate de magnésie.	45	40
Sulfate d'alumine et de potasse.	15	20
Sulfate de fer au minimum d'oxygénation. . .	2	41
Muriate de soude.	13	40

On voit par la comparaison des produits fournis par l'eau non épurée et par celle qui a subi cette opération, que la première est plus riche en principes salins que la seconde, et que les sels ne sont pas de même nature dans ces deux eaux après la décomposition d'une partie du principe ferrugineux.

ANALYSE

DES SOURCES NOUVELLES PAR M. HENRY. 1832.

Eau, 1 litre.

EAU MINÉRALE NON DÉPURÉE.		
PRINCIPES CONTENUS DANS L'EAU.	N° 1.	N° 2.
Azote	quantité in-	quantité in-
Acide carbonique	déterminée.	déterminée.
	gr.	gr.
Sulfate de chaux	1,536	2,774
— de magnésie ⎱ (1)	0,200	0,300
— de soude ⎰	0,280	0,340
— d'alumine	0,110	0,248
Sulfate d'alumine et de potasse	Traces.	Traces.
— de fer protoxydé	représentés par per-	représentés par per-
— de fer peroxydé	oxyde de fer.	oxyde de fer.
Sous-tritosulfate de fer	0,045	0,412
Carbonate de chaux	0,000	0,000
Chlorure de sodium	0,260	0,060
— de magnésium	0,080	0,226
Silice	quantité in-	quantité in-
Matière organique ou glairine..	déterminée.	déterminée.
	2,511	4,360

(1) Ce sont ces deux sels (sel d'Epsom et sel de Glauber), qui rendent quelquefois purgatives les eaux de Passy et qui servent de correctifs au sulfate de chaux. La nature semble avoir ainsi indiqué de quelles substances il convient de faire usage lorsque les eaux ferrugineuses deviennent trop échauffantes. ISID. BOURDON.

ANALYSE

DES SOURCES ANCIENNES PAR M. HENRY. 1832.

Eau, 1 litre.

EAU MINÉRALE NON DÉPURÉE.		
PRINCIPES CONTENUS DANS L'EAU.		
	N° 1.	N° 2.
Azote	quantité in-déterminée.	quantité in-déterminée.
Acide carbonique		
Sulfate de chaux	gr. 1,620	gr. 2,800
— de magnésie		
— de soude	0,170	0,530
— d'alumine	Traces.	Traces.
Sulfate d'alumine et de potasse.	Traces.	Traces.
— de fer protoxydé	représentés par per-oxyde de fer.	représentés par per-oxyde de fer.
— de fer peroxydé		
Sous-tritosulfate de fer	0,039	0,077
Carbonate de chaux	0,000	0,014
Chlorure de sodium	0,053	0,050
— de magnésium	0,153	0,210
Silice	quantité in-déterminée.	quantité in-déterminée.
Matière organique ou glairine..		
	2,035	3,681

PROPRIÉTÉS MÉDICALES EN GÉNÉRAL (1).

Tous les auteurs qui ont parlé des eaux de Passy annoncent leurs propriétés énergiques, en déclarant qu'elles méritent plus d'éloges

---

(1) PASSY WATERS. Situated in a town of this name near Paris, which, after having been variously tortured by many learned chymists, and given occasion to various disputes, as related by the collections from the French writers in *Rieger* under the article acidulae, appear to be no other than a strong chalybeate and

qu'elles n'en ont obtenus (1). M. Alibert, dans son Traité sur les eaux minérales, pense que

---

purging water, which, with regard to the strength of chalybeate impregnation and its bearing carriage to remote places, resembles the Malton water more, tho', with regard to the nature of the residuum lest upon evaporation, it seems to come much nearer to our Scarborough water.

The water is very limpid, emits plenty of bubbles, is of a subacid, astringent, vitriolic taste, and ferrugineous smell. Its gravity is a little greater than that of simple water.

And, as these waters are of great force, they sometimes cause vomitings, and sometimes an irritation of the intestines in delicate stomachs and bowels. Their virtues are found by daily experience to be aperient, resolving, cooling, purgative, diuretic, diaphoretic, corroborating, profitable where the solids want to be strengthened and the fluids to be attenuated, as in weak stomachs, the cachexy and hypochondriachal disease; also in diarrhœas, dysenteries, and hæmorrhages. *Rutty.* **Synopsis of mineral waters**, p. 119.

(1) Les eaux de Passy, regardées de tout temps

les sources dont nous faisons l'histoire sont appelées à rendre de grands services si on sait les apprécier comme elles le méritent ; et on lit dans le grand Dictionnaire des sciences médicales, t. 59, p. 491 : « Les leucorrhéiques feront avec avantage usage de ces eaux ; il semble que la nature ait voulu mettre le remède à côté du mal, en plaçant à la porte de la capitale des eaux astringentes et toniques, si propres à remédier à la débilité, à la laxité du tissu muqueux, sources des flueurs blanches dont sont si fréquemment atteintes les Parisiennes. »

En effet, ces eaux jouissent des propriétés

---

comme toniques, astringentes, apéritives, méritent de figurer au premier rang des eaux ferrugineuses. DELENS et MÉRAT. *Dictionn. universel de thérap.*, t. V, p. 214.

médicales propres aux sources ferrugineuses les plus estimées, et ce qui devrait les rendre plus précieuses, je veux parler du voisinage de la capitale, les perd en quelque sorte dans l'esprit des Parisiens; il faut aller bien loin chercher la santé, lorsqu'on la trouverait à deux pas. Elles conviennent encore aux personnes affaiblies par de longues maladies ou étiolées par le séjour dans Paris; on les emploie surtout pour combattre la leucorrhée, et avec un succès d'autant plus assuré que, pour en faire usage, il faut tous les jours se rendre de Paris à Passy le matin, et quelquefois le soir, et que ces petits voyages contribuent beaucoup à l'heureuse action de l'eau minérale.

On obtient d'excellents résultats de leur usage dans le traitement de certaines diarrhées, et en général lorsqu'il s'agit de combattre la faiblesse ou l'atonie des organes. Elles conviennent particulièrement dans toutes les affections atoniques du tube digestif; sous leur influence on voit disparaître l'inappétence, les dégoûts, la lenteur des digestions; mais elles sont formellement contre-indiquées lorsqu'il existe de la pléthore, des dispositions aux hémorrhagies actives, et ne peuvent convenir aux personnes atteintes d'affections idiopathiques du cœur.

On les emploie avec le plus grand succès pour combattre la prédominance du système lymphatique chez les enfants, et c'est dans ce dernier cas surtout que leurs effets sont vraiment remarquables. Leur usage est indiqué pour obtenir la cessation des fièvres intermittentes (1) qui ont résisté aux autres moyens

---

(1) Particulièrement lorsqu'elles laissent après elles un engorgement de la rate. ISID. BOURDON.

thérapeutiques (1). Ces eaux sont encore employées dans un grand nombre de circonstances laissées à l'appréciation des médecins : c'est ainsi qu'elles ont été heureusement mises en usage après de grandes opérations chirurgicales, pour rétablir les forces, et qu'elles ont fait disparaître des engorgements abdominaux, etc., etc. Elles conviennent aux femmes dont

---

(1) Les propriétés des eaux de Passy se déduisent des substances qu'elles contiennent. Il paraît constant qu'elles peuvent être considérées comme apéritives et susceptibles d'être employées avec un grand succès dans les engorgements du foie et surtout dans les obstructions. On a remarqué qu'à la suite des fièvres tierces et quartes dont la durée a été longue, elles complétaient la cure en rétablissant les forces des malades, et en rendant à toute l'habitude du corps cet état de fraîcheur qui est la preuve la plus certaine que la fièvre n'aura plus de retour. BOUILLON-LAGRANGE. *Essai sur les eaux minérales,* p. 306.

le flux menstruel est immodéré par faiblesse générale ou locale, et à celles que des écarts hygiéniques, des veilles fréquentes et prolongées ruinent et vieillissent avant le temps ; c'est, si je puis m'exprimer ainsi, le contre-poison des plaisirs de l'hiver pour les personnes délicates qui ne sont pas assez sages pour ne s'y livrer que suivant leurs forces.

MODE D'ADMINISTRATION.

Les eaux ferrugineuses froides se prennent seulement à l'intérieur, à la dose d'un à six verres tous les matins en se promenant; et cette dose varie nécessairement suivant l'état des malades. Il est donc impossible de l'indiquer d'une manière absolue. Quelquefois deux verres pris dans la matinée, à une heure de distance, suffisent, tandis que, dans d'autres cas, on peut en faire boire jusqu'à six verres à des distances plus rapprochées.

Il est toujours prudent de commencer par les eaux épurées, pour passer ensuite à celles qui ne le sont pas. L'eau épurée peut être prise habituellement, et même remplacer l'eau ordinaire pour couper le vin dont on fait usage pendant les repas (Bouillon-Lagrange). Ces eaux sont utilisées avec succès en injections dans certains cas de relâchement ou d'atonie locale. Elles ont plus que toutes les autres besoin d'être *promenées ;* c'est l'expression consacrée pour dire qu'après les avoir bues il faut prendre un exercice modéré ; autrement elles donnent lieu à des douleurs épigastriques, des maux de tête, de l'anxiété, parce qu'elles passent très-lentement. Les personnes qui en font usage doivent, autant que possible, mettre au moins un quart d'heure d'intervalle entre chaque verre d'eau, et employer ce temps à une promenade (1).

---

(1) In acidularum usu variæ cautiones adhibendæ sunt circa earum dosim, assumendi modum, tempus et locum, ægrotantis præparationem et regimen. Dosis consueta pro singulis diebus libris ad sex et amplius excurrit ; quæ tamen varie definienda est, pro vario utentis temperamento, ventriculi robore, morbi indole, acidularum potentia, et prout facilius vel difficilius permeant. GEOFFROY. *Leçons au collége de France.*

EFFETS PHYSIOLOGIQUES ET MÉDICAUX.

Les eaux ferrugineuses sont, avec raison, rangées parmi les remèdes altérants (1). Les

---

(1) Le professeur Chaussier, en parlant des eaux de Passy, dit qu'elles sont très-efficaces dans le traitement des maladies chroniques, si fréquentes, qui

modifications qu'elles déterminent dans la composition du sang et sur la circulation générale s'étendent bientôt aux organes de la respiration, aux voies digestives et à tout l'organisme. Le fer en est le principe actif. Sous leur influence, le sang prend plus de couleur, de plasticité, et le pouls plus de force; la respiration se régularise; on remarque une augmentation sensible des fonctions assimilatrices, et l'accroissement de la chaleur générale et des forces musculaires. Leur action est éminemment tonique : aussi sont-elles parfaitement indiquées dans la plupart des cas de

---

dépendent du relâchement des tissus, de la faiblesse des vaisseaux, de la mobilité des nerfs et de l'engorgement des glandes. *Encycl. méthodique*, p. 456, t. XI.

faiblesse générale, lorsque cet état ne dépend pas d'une lésion locale profonde.

L'usage de ces eaux est souvent suivi de constipations; les matières excrémentitielles se colorent toujours en noir.

L'emploi des eaux ferrugineuses, trop prolongé ou mal indiqué, amène promptement la pléthore et quelquefois des hémorrhagies. On corrige l'activité de leurs effets en employant à propos quelques légers purgatifs. C'est d'ailleurs l'exemple que nous donne la nature ; car un grand nombre d'eaux de la même classe contiennent des sels qui agissent comme correctifs de l'action astringente du principe métallique.

Les maladies qui nécessitent particulièrement l'usage de ces eaux reconnaissant généralement pour cause l'habitation des grandes villes et des habitudes antihygiéniques, on assure les chances de guérison par des promenades matinales et un régime convenable. Cela explique suffisamment pourquoi les préparations ferrugineuses administrées dans le même but, mais sans le concours de ces circonstances accessoires, sont si loin de produire les mêmes effets.

ACTION DES EAUX FERRUGINEUSES.

Sur le tube digestif. L'action des eaux ferrugineuses sur le tube digestif est tonique ; leur effet immédiat est de provoquer la sécrétion des sucs gastriques, d'exciter l'appétit et de faciliter les fonctions digestives ; c'est ainsi que sous leur influence l'assimilation des parties alimentaires est plus abondante, plus complète. Le contact d'une eau ferrugineuse trop forte avec la muqueuse gastrique occasionne souvent des douleurs sourdes à l'épigastre et de la céphalalgie ; aussi faut-il toujours commencer par de très-petites doses et n'arriver que lentement et graduellement à des doses plus fortes, et, pour éviter des accidents, boire d'abord l'eau de la source la plus faible. L'expérience prouve que les personnes qui négligent cette observation ne tardent pas à éprouver ou une constipation opiniâtre, accompagnée de coliques, ou une diarrhée douloureuse ; et ce sont les deux extrêmes qu'il faut éviter.

Les personnes à tempérament sanguin et nerveux sont celles qui perçoivent le plus promptement les effets de ces eaux. Les premières ne peuvent en faire usage sans une indication bien précise ; elles s'exposeraient à des accidents plus ou moins graves. Elles devront, dans tous les cas, toujours préférer les eaux acidules ferrugineuses, ou salines ferrugineuses; les eaux de Passy épurées pourront quelquefois remplir cette indication.

Sur la circulation (1). C'est la circulation surtout qui reçoit l'impression des eaux ferrugineuses; sous leur influence, la composition

---

(1) Alia occasione jam notavi subsidere sensim laxum corporis tumorem ab usu ferri, pallorem mutari in sanum et vividum rubrum colorem, agilitatem redire torpidis et segnibus antea membris, absque ulla evacuatione illius lentiglutinosi, quod praedominabatur in humoribus; idemque GALENI auctoritate confirmatum tunc fuit, qui prudenter monuerat, frigidam et lentam pituitam non semper debere evacuari, sed potius permutari in bonum sanguinem, quod pulchre perficit ferri usus; nec fallit eventus, modo viscerum integritas adsit. Si enim corrupti quid aut purulenti in visceribus lateat, aut scirrhosa adsit durities, tunc nunquam aliquid boni a limituro ferri usu observare potui, uti nec quando tenacissima atrabilis, visceribus abdomi-

chimique du sang se trouve modifiée, le cœur lui-même parait acquérir plus d'énergie; aussi le sang artériel est poussé avec plus de force et de régularité, le pouls est plus fort, plus tendu, les vaisseaux capillaires fonctionnent plus complétement, et tout l'organisme se ressent bientôt de cette suractivité de la circulation; le système musculaire semble gagner plus de force et de sensibilité. Il y a augmentation de chaleur générale; toutes les fonctions languissantes se rétablissent et se régularisent, les affections qui dépendent de la stase du sang disparaissent insensiblement;

---

nalibus impacta hærens, cachexiam produxerit; aquarum autem medicatarum usus, quæ ferrum inimitabili per artem modo solutum, gerunt, in tali casu sæpe adhuc cum fructu tentatur. VAN SWIETEN, *Cachexia*.

aussi répétons-le, on obtient les plus heureux effets de l'usage d'une eau ferrugineuse dans la plupart de ces cas qui dépendent d'une atonie générale. On augmenterait la gravité d'un mal qui dépendrait d'une lésion locale.

On a dit que les eaux et les préparations ferrugineuses étaient sans action sur certaines personnes (1); les exemples cités à l'appui de cette observation portent à croire que cela tient plutôt à un état morbide des voies diges-

---

(1) Les eaux ont d'autant plus d'action sur les malades qu'il s'agit de personnes très-sobres et ne buvant ordinairement que de l'eau. En général les eaux minérales ont peu d'action sur les ivrognes et les intempérants. Voilà même pourquoi ces eaux produisent ordinairement plus d'effet sur les femmes, que sur les hommes; sur les pauvres, que sur les riches. Isid. Bourdon.

tives qu'à la puissance réfractaire des individus.

L'abus de ces eaux donne lieu à divers accidents : on éprouve des céphalalgies plus ou moins intenses et des hémorrhagies.

Sur la respiration. C'est une action toute secondaire et sympathique que celle de ces eaux sur les organes de la respiration. Cependant les poumons deviennent plus excitables, leurs mouvements de dilatation plus étendus, l'air qui y pénètre est plus promptement décomposé : en un mot leurs fonctions s'exécutent plus complétement ; et cela devait être pressenti par les modifications déjà éprouvées par le sang qui, recomposé d'une manière plus conforme à la nature, a besoin de s'emparer d'une plus grande quantité d'oxygène.

Sur la peau. Cet organe ne subit aucune influence directe du principe ferrugineux ; il partage l'énergie communiquée à toute l'organisation ; la coloration plus rouge qu'il prend dépend de la circulation capillaire qui se développe jusque dans ses dernières ramifications artérielles ; et si ses fonctions sont augmentées, c'est presque insensiblement et sympathiquement. Dès le début du traitement, la transpiration insensible paraît être diminuée, et la peau devient sèche.

Sur les reins, l'utérus (1). Le principe ferrugineux, de même que le principe alcalin, paraît se conserver jusque dans les reins et la vessie ; ainsi le plus souvent, les urines de ceux qui emploient les eaux prennent une couleur plus ou moins noire lorsqu'on y verse de l'infusion de noix de galle. L'action des

---

(1) Pudendorum autem vitiis minerales aquæ, et præsertim metallicæ, valde convenient. BAUHIN.

eaux ferrugineuses augmente la contractilité de la vessie et de l'utérus, ainsi que leur force expulsive. Ce dernier organe (1), qui joue un rôle si important à deux époques de la vie des femmes, est soumis un des premiers à l'influence des eaux ferrugineuses. La circulation capillaire, trop souvent languissante, se trouve excitée mécaniquement et chimique-

---

(1) Quo tempore fœmineum corpus ad incrementum suum pervenit, in bene facta temperie plus solet conficere cruoris, quam qui vasis contineatur : unde arteriis uterinis fluoris menstrui nomine secernitur, 1284.

Si posito corpore in conditione hic sanguis retinetur, oritur plethora : tarditas ; gravitas ; pallor ; dolor lumborum, inguinum ; depravatæ functiones omnes fere naturales, vitales, animales, quæ facile seducuntur a vasis nimis pressis, liquido copiosiore, stagnante, suffocato. 1285, Van Swjeten. *De morbis chronicis.*

ment par l'activité générale et la présence de nouveaux principes constituants dans le sang qui y arrive. Cet effet est tellement sensible après l'usage des eaux de Passy, que c'est en quelque sorte à lui qu'elles durent d'abord leur réputation, et que, par analogie, on les employa dans toutes les affections caractérisées par la stase ou l'appauvrissement du fluide sanguin.

Sur le système nerveux. Sous l'influence des eaux ferrugineuses, la sensibilité, la contractilité involontaire et les fonctions qui en dépendent sont immédiatement augmentées (1), et cet effet est d'autant plus remarquable,

---

(1) C'est là l'effet immédiat ; l'action réelle est moins promptement appréciable. Le fer rougit le sang ; il fortifie l'action des nerfs : ce qui signifie qu'il en

que l'eau minérale est plus forte et le sujet plus impressionnable : aussi est-il bien important, pour assurer le succès d'un traitement, de proportionner la force médicatrice de l'eau à l'impressionnabilité du malade. On a observé que ces eaux, qui quelquefois ne produisent aucun effet appréciable sur des personnes bien portantes, sont d'autant plus actives que le sujet est plus faible et l'atonie plus complète.

---

modère la susceptibilité et en régularise l'action. Puisqu'il rend l'appétit plus vif, les digestions plus parfaites, l'assimilation des aliments plus prompte, il est tout simple, dès lors, que le fer accroisse les forces et donne plus de régularité aux fonctions de la vie ; il est tout naturel aussi qu'il rende les nerfs plus calmes ; car une alimentation plus parfaite répand un tel bien-être sur tous les organes, qu'il ne reste plus alors pour les nerfs nulle cause de souffrance réelle, aucun prétexte d'illusions pénibles. Isid. Bourdon.

EFFETS GÉNÉRAUX.

Les eaux minérales ferrugineuses portent principalement leur action sur le système sanguin, activent l'hématose et relèvent l'énergie de tout l'organisme. Chez les individus faibles, lymphatiques, à constitution molle, et particulièrement chez les jeunes filles chlorotiques, irritables (1), ces effets se produisent

---

(1) Il est important de ne pas confondre ici l'irri-

sans réaction : dans ce cas, l'usage des eaux ne développe jamais la pléthore sanguine d'une manière fâcheuse.

La progression de ces effets n'est pas toujours régulière, elle dépend des dispositions individuelles et du degré de minéralisation de l'eau qu'on emploie.

---

tabilité nerveuse, qui dépend de la constitution individuelle, avec l'irritabilité accidentelle qui accompagne le plus souvent les désordres menstruels et certaines affections de l'enfance.

MALADIES TRAITÉES AVEC SUCCÈS PAR LES EAUX DE PASSY (1).

Ces eaux conviennent particulièrement aux tempéraments lymphatiques, aux constitutions affaiblies, aux habitants des pays froids ou

---

(1) Geoffroy, dans ses leçons à l'ancien collége royal, faisait une longue énumération des vertus des eaux de Passy. Je cite un passage extrait de son travail

humides, et lorsqu'il y a atonie générale et surtout atonie du tube digestif. Leur usage est

___

pour donner une idée de la confiance peut-être exagérée qu'on accordait déjà de son temps aux eaux dont il est question :

« Aquæ Passiacæ ut omnes ferruginæ refrigerant, laxant, emolliunt, aperiunt, diuresim promovent ad diaphoresim, purgant, emmenagogæ sunt, diluentes ac roborantes; utiliter adhibentur in omnibus cutis affectionibus, in cachexia, doloribus, parvis tumoribus, abcessibus, tremoribus, paralysi, scirrhis, catarrhis, rumathismis, hydrope omnigeno, febribus intermittentibus, anomalibus hecticis, affectibus melancholicis, et hypocondriacis, hæmorrhagiis, cachexia, hemicrania, oculorum caligine et vertigine, vigiliis et in somniis, epilepsia, apoplexia, oculorum tumoribus, limpitudine, ophthalmia, catharacta, amaurosi, osena, gutturis et tonsillarum tumoribus, surditate, aurium tinnitu, dispnæa, asthmate, tussi rauca, cardialgia, cordis palpitatione, syncope, anorexia, boulymia, pica, malacia, siti immodica, nausea, vomitu, oris amarore, ructu suivi d'un succès certain lorsque le sang est appauvri par la perte de ses principes constituants les plus essentiels ; dans la plupart des leucophlegmasies, la chlorose, les écoule-

---

acido et nidoroso, apeptia, brudypeptia, stomachi dolore, ardore seu soda, frigore, podicis tensione, relaxatione, lancinatione, ructu assiduo, fœtore oris, singultu, lienteria, lumbricis, coxigis dolore, lienis et hepatis affectionibus, tumoribus videlicet scirrho, obstructionibus, constipatione alvi, tenesmo, diarrhæa, fluxu hepatico, dysenteria, cæliaca passione, colico, ileo, cholera, hæmorrhoidibus, fistulis, flatibus, renum et vesicæ affectibus, videlicet nephritide, ulceribus, calculo, ischuria, stranguria, dysuria, mictu cruento, urinæ incontinentia, penis ulceribus et carunculis, gonorrhæa, arthridite, tibiarum doloribus, aut imbecillitate, membrorum retractione et stupore, ictero, chlorosi, mensium suppressione, aut nimio fluxu, furore uterino, fluore albo, hystericis affectibus, sterilitate, mammarum flacciditate, scirrho, et cancro uteri, etc. »

ments muqueux atoniques (1), l'aménorrhée, les hémorrhagies passives (2), à la suite des

---

(1) Leucorrhée, écoulement blanc. Cette affection si commune, et qui fait le désespoir des femmes, est due à des causes diverses : elle dépend de la constitution ou elle est accidentelle. Dans le premier cas, les eaux ferrugineuses de Passy ne peuvent manquer de produire les plus heureux effets. Dans le second, on obtiendra encore les mêmes résultats, lorsque l'écoulement ne sera pas entretenu par un état inflammatoire de l'utérus. Les eaux de Passy pourront être employées simultanément comme boisson habituelle et en injections.

(2) On administre les médicaments ferrugineux tantôt pour arrêter une perte utérine, tantôt pour exciter l'écoulement des règles. On avait conclu que ces médicaments recélaient deux propriétés contradictoires, l'une astringente et l'autre apéritive. Il est évident qu'ils ne font toujours qu'un même effet physiologique; qu'ils exercent, dans les deux cas, une impression tonique sur la matrice, et que c'est de cette seule et même impression que dépendent les deux

maladies longues, après une grande opération de chirurgie. Elles conviennent dans un grand nombre d'affections si communes aux habitants des grandes villes et particulièrement aux enfants; dans tous les cas enfin où l'atonie et la faiblesse sont associées à une excitabilité modérée. Elles ont toujours été considérées comme un spécifique sûr dans les dérangements de la menstruation (1).

---

résultats opposés que l'on obtient. Le médicament augmente toujours le ton, la vitalité de cet organe; il provoque, excite les règles que la faiblesse retenait; il arrête le sang que la même cause pathologique laissait s'échapper. BARBIER, *Eléments de matière médicale.*

(1) Even in an obstructio mensium (in which case the are justly celebrated) they are not to be used without proper precaution ad preparation, especially in the plethorie, in wihch state they have been observed to excite a fever with spasms. RUTTY.

Le docteur Bourdon dit avec raison qu'on emploie souvent les eaux ferrugineuses pour régulariser les menstrues, tantôt pour les faire paraître et tantôt pour en modérer le cours ou pour le suspendre : et il explique fort bien que les eaux minérales, et en particulier les ferrugineuses, produisent, sans contradiction, les deux effets opposés : modératrices du cours du sang, si la rapidité en est excessive ; et l'accélérant, au contraire, s'il se ralentit et paraît languir. Ces résultats ne sont point contradictoires comme ils en ont l'apparence, l'excessive abondance des mois, ainsi que leur suppression, pouvant résulter, soit du même état de faiblesse, soit de l'inégale répartition de la vie, on ne doit pas s'étonner si le même breuvage tonique remédie à deux effets maladifs ayant une même cause.

On les emploie avantageusement encore dans les cas de dyspepsie que caractérise l'affaiblissément des forces digestives ; d'asthénie intestinale qui résulte d'une phlegmasie chronique ou d'un traitement débilitant, et lorsqu'il y a faiblesse ou relâchement des organes ; elles ont produit d'excellents effets dans les cas de stérilité (1) qui avaient pour cause l'inertie de l'utérus. On les emploie encore avec le plus grand succès pour combattre la disposition cachectique, scorbutique ou scrofuleuse. Elles sont fort utiles dans les cas de néphrite ou de cystite chroniques, mais on doit, dans certains cas, leur préférer les sources alcalines-gazeuses. Ce sont encore les eaux de Passy qu'on devra conseiller pour arrêter les pertes

---

(1) Quelques médecins des eaux ont parlé de faits semblables avec une exagération qui détruit ou altèr ce qu'ils ont de réel.

séminales, suite de mauvaises habitudes. Elles conviennent aussi dans certaines affections nerveuses qui dépendent d'un état de débilité générale, et elles produisent des effets remarquables dans le traitement de la faiblesse et de l'atrophie qui se remarquent souvent dans les extrémités après certaines paralysies.

On en conseille encore l'usage pour combattre les diarrhées atoniques, l'œdème et l'hydropisie qui dépendent de l'inertie des vaisseaux absorbants : et l'on cite quelques exemples de succès dans des cas de tremblement nerveux, et de tic douloureux chez les sujets lymphatiques.

Mais c'est surtout chez les jeunes filles chlorotiques *febris alba virginum* (1) que l'effi-

---

(1) Chlorose, pâles couleurs. Cette affection est caractérisée par la décoloration de la peau, la bouffis-

cacité des eaux ferrugineuses s'est de tout temps fait remarquer : aussi les considère-t-on

---

sure et l'engorgement des tissus, une langueur cachectique, de la répugnance pour le mouvement, de mauvaises digestions, de la cardialgie, des appétits dépravés, des palpitations et souvent un teint livide. On la considère généralement comme un symptôme de l'aménorrhée, tandis qu'elle en est souvent la cause. (*) Cette maladie se manifeste au moment de la puberté chez les jeunes filles faiblement organisées, et lorsque la nature cherche à donner à un organe, jusque-là sans fonctions, la vie et la force nécessaires pour arriver au but qu'elle se propose.

Les symptômes de la chlorose se lient plus intimement à un état particulier des fluides qu'à une affection

---

(*) Sous l'influence du principe ferrugineux, si la santé revient, ce n'est point parce que les règles ont reparu, mais les règles reparaissent, quand est revenue la santé dont elles sont le complément nécessaire et la conséquence.

Isid. Bourdon.

avec raison, dans ce cas, comme de véritables spécifiques.

---

des organes génitaux. Cela est tellement vrai que cette maladie s'observe aussi quelquefois chez de jeunes garçons scrofuleux ou délicats, et même chez de jeunes personnes dont les éruptions menstruelles sont assez régulières.

MALADIES QU'IL SERAIT DANGEREUX DE TRAITER PAR LES EAUX FERRUGINEUSES DE PASSY.

Les eaux ferrugineuses, éminemment toniques, activant la circulation, la digestion et l'absorption, sont contre-indiquées dans toutes les maladies aiguës. Elles ne peuvent être employées par les sujets forts, pléthoriques, disposés aux congestions, puisqu'elles développent la pléthore sanguine.

On ne les conseillera jamais lorsqu'il y

aura disposition à une inflammation, ni aux individus à constitution nerveuse, irritable; à ceux menacés de phthisie ou dont la poitrine est faible, délicate; à toutes les personnes atteintes d'affections organiques du cœur ou des gros vaisseaux.

L'action de ces eaux sur l'utérus en contre-indique l'usage pendant la grossesse.

Leur emploi prolongé ou mal indiqué occasionne de la pesanteur de tête, des gastralgies, des hémorrhagies plus ou moins graves. On doit donc cesser d'en boire, ou au moins en diminuer la dose, dès qu'on éprouve de la céphalalgie, lorsqu'il n'est pas possible de choisir une source plus faible.

Les eaux ferrugineuses qu'on emploie souvent dans les hémorrhagies utérines, ne sont utiles que dans le cas d'hémorrhagies passives, lorsque les vaisseaux utérins ont perdu leur contractilité, et que le sang suinte à travers les orifices béants de ces vaisseaux. On a constaté leurs effets souvent nuisibles dans les métrorrhagies des femmes hystériques, qu'accompagne ordinairement un état d'éréthisme ; dans ce cas, on n'emploie avec raison les eaux ferrugineuses qu'après avoir fait usage des moyens calmants.

Ces eaux ne doivent pas être conseillées dans les cas d'hypocondrie et de mélancolie. Elles sont encore contre-indiquées lorsqu'il y a embarras des premières voies, engorgement des intestins, constipation opiniâtre, et généralement on doit en cesser l'emploi dès qu'elles sont difficilement supportées par l'estomac.

D'après ce qui précède, on comprend que les eaux ferrugineuses de Passy, employées comme moyen hygiénique ou prophylactique, conviennent particulièrement aux femmes, aux enfants et aux hommes qu'une constitution molle ou affaiblie soumet aux maladies qui n'atteignent ordinairement que l'enfance (1), et surtout à ceux chez lesquels on remarque une prédominance du tempérament lymphatique. Leur usage pourra modifier la constitution, rendre au sang les éléments qui lui man-

---

(1) On sait que les fluides blancs prédominent à un tel point dans la constitution de l'enfance, que les parties les plus importantes du sang, le principe colorant et la fibrine, ne s'y trouvent qu'en très-petite proportion, tandis que l'eau, l'albumine et la gélatine y entrent pour la plus grande partie. Cette composition du sang et la disposition particulière des solides rend chez eux la véritable inflammation extrêmement rare, et pour ainsi dire impossible. Des accidents nerveux très-fréquents remplacent l'inflammation, et trop souvent on les considère comme cause de la débilité, tandis qu'ils n'en sont que l'effet ; cet état s'explique tout naturellement par le rôle de régulateur que joue le système nerveux dans toutes les fonctions.

quent, et prévenir une infinité de maladies qui se développent si facilement sous l'influence de l'air impur d'une grande partie des maisons de Paris.

Je n'ai pas la prétention de présenter les eaux de Passy comme devant dans tous les cas être employées de préférence à tout autre remède ; cependant je crois qu'il n'en existe aucun qui puisse leur être avantageusement substitué pour combattre l'atonie, les dispositions cachectiques et toutes les affections qui dépendent de l'appauvrissement des fluides ; je pense donc qu'en parlant des avantages que présente l'administration des eaux de Passy, on me supposera moins l'intention d'en faire un éloge exagéré, que le désir de faire quelquefois prévaloir un moyen thérapeutique naturel, que tous les médecins regardent comme précieux, mais qui en définitive, et sans doute par oubli, n'est pas aussi souvent prescrit que les circonstances l'exigeraient.

FIN.

TABLE DES MATIÈRES.

                                                                           Page.

Des eaux de Passy en général. 1
Catalogue des travaux publiés sur les eaux de Passy. 21
Propriétés physiques. 33
Propriétés chimiques 36
Analyses. 39
Propriétés médicales. 45
Mode d'administration. 52
Effets physiologiques et médicaux. 55
Action sur le tube digestif. 59
    — sur la circulation. 61
    — sur la respiration. 64

Action sur la peau. 64
— sur les reins, l'utérus. 65
— sur le système nerveux. 67
Effets généraux 69
Maladies traitées avec succès par les eaux de Passy. 71
Maladies qu'il serait dangereux de traiter par ces eaux. 81
Tarif des eaux de Passy. 89

www.ingramcontent.com/pod-product-compliance
Lightning Source LLC
Chambersburg PA
CBHW070159230526
45471CB00002B/730